LE PLASMA MARIN

EN INJECTIONS SOUS-CUTANÉES

DANS LES GASTRO-ENTÉRITES INFANTILES

PAR

Olivier MACÉ
Accoucheur des Hôpitaux de Paris
Médecin de la Fondation Budin

R. QUINTON
Assistant du Laboratoire de Physiologie
pathologique des Hautes-Études
au Collège de France

DISPENSAIRES MARINS DE PARIS

RUE DE L'ARRIVÉE — 17 & 19, RUE D'OUESSANT
PARIS

LE PLASMA MARIN

EN INJECTIONS SOUS-CUTANÉES

DANS LES GASTRO-ENTÉRITES INFANTILES

Nous résumerons d'une manière aussi brève que possible dans ce travail la façon dont la méthode marine doit être appliquée en injections sous-cutanées, dans le traitement des gastro-entérites infantiles.

CHAPITRE PREMIER

Recommandations primordiales

Nature de l'entérite. - Doses et intervalles. — 1° Sous peine d'échec dans les cas les plus curables, le praticien devra d'abord être fixé avec précision sur la nature de la gastro-entérite qu'il a à traiter. Les doses de plasma marin à injecter, les intervalles à observer entre les injections, le régime à prescrire varient en effet dans des proportions considérables selon la nature des cas (entérite à forme de constipation : doses, 10 à 30 c.c. deux fois par semaine ; régime du 1/8 au 1/6 du poids du corps ; — athrepsie, diarrhées vulgaires : doses, 30, 50, 100 c.c. deux ou trois fois par semaine ; régime du 1/7, du 1/6, au besoin du 1/5 du poids du corps ; — entérite cholériforme : doses de 400 à 600 c.c. par jour ; régime lacté du 1/10, eau à boire à volonté).

Une dose de 50 c.c. serait susceptible d'augmenter une constipation qui céderait aux doses plus faibles de 10 c.c. De même cette dose de 50 c.c. resterait inefficace dans l'entérite cholériforme qui exige des injections de plasma de 200 à 300 c.c. répétées deux fois par jour.

Régime - A). Sous peine d'échec dans les cas les plus curables également, le praticien devra prescrire à l'enfant, dès l'heure qui suit la première injection, un régime en opposition avec toutes les habitudes classiques.

Sauf dans des cas extrêmement rares (1 à 2 0/0), limités d'ailleurs aux formes les plus graves de l'entérite cholériforme, — le traitement marin ignore d'une façon absolue la diète hydrique, l'eau de riz, le bouillon de légumes, le lait additionné de son volume d'eau, etc.

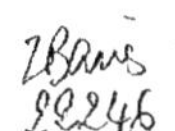

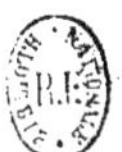

L'injection de plasma marin effectuée à la dose voulue rétablit sur le champ la faculté digestive abolie. Les vomissements cessent, les troubles intestinaux régressent. L'enfant peut s'alimenter au lait dès la première ou la deuxième heure qui suit la piqûre. **Le régime à prescrire dès le premier jour sera donc le régime lacté. Il n'y a pas d'exception à cette règle.**

Si les vomissements continuent (minorité faible des cas), on augmentera la dose d'injection, sans diminuer sous aucun prétexte la ration lactée.

Ce n'est, nous le répétons, que dans certaines formes graves de l'entérite cholériforme que le praticien, appliquant la méthode marine, observera une intolérance formelle pour le lait. Il prescrira alors un régime hydrique, avec reprise toutes les quatre heures, à titre d'essai, du régime lacté — et retour à ce régime lacté aussitôt qu'il sera toléré.

B). L'injection de plasma rétablissant la faculté digestive, les rations de lait à prescrire seront fortes. Les rations du 1/10, du 1/8, même du 1/7 du poids du corps sont des rations de famine pour les athrepsiques. On montera dès la première semaine dans l'athrepsie au régime du 1/6, et dès la seconde au régime du 1/5, si le poids n'augmente pas et si l'enfant est vorace.

C). Le praticien devra se fier d'autant plus aux indications de la balance et à l'instinct de l'enfant qu'il n'est jamais sûr qu'un régime prescrit soit présenté.

Les causes d'erreur sont nombreuses, entre autres la suivante, qui est d'une importance capitale. La plupart des biberons sont faux comme indications de capacité et faibles de 10 à 15 grammes, parfois de 25 et même de 35.

Il en résulte constamment qu'un atrophique pesant par exemple 6 kilogrammes et mis au régime du 1/6, c'est-à-dire à 8 biberons de 125 gr., reçoit en réalité 8 biberons de 100 gr., qui constituent pour lui une ration intermédiaire entre le 1/7 et le 1/8, c'est-à-dire une ration de famine.

La capacité des biberons sera donc préalablement vérifiée.

Un enfant au sein, à moins de seize pesées par jour, prend également une quantité de lait qu'on ignore. Si, sous l'influence du traitement marin, il se montre vorace, et que son poids reste stationnaire, il sera mis à deux ou quatre biberons supplémentaires de lait, les tétées ordinaires au sein étant maintenues.

Le principe général commandant le régime à prescrire à un nouveau-né atrophique ou athrepsique soumis au traitement marin est en définitive le suivant : « **Quand le poids n'augmente pas, accuser le régime**, et le relever, à moins d'indications physiologiques formellement contraires ».

Ces indications contraires sont d'une extrême rareté. Dans 15 à 20 0/0 des cas rebelles d'athrepsie, les injections et le régime appropriés sont sans doute inaptes à remonter l'état, mais notre expérience ne nous permet pas de croire qu'un régime différent, et surtout réduit, présenterait plus d'action.

Traitements adjuvants. — L'injection marine agit en désintoxiquant l'organisme, en rajeunissant le bouillon de culture vicié des cellules par apport d'un bouillon de culture neuf. Il importe donc de ne pas venir troubler son action par des traitements adjuvants inopportuns.

Ceux-ci restent toutefois possibles, sans incompatibilité avec la méthode marine.

CHAPITRE II

Entérite cholériforme à marche rapide
ou foudroyante

Symptômes.— L'entérite cholériforme à marche rapide ou foudroyante est caractérisée par :

1º Des selles absolument ou presque absolument liquides, semblables à de l'eau, sans aucune matière, expulsées le plus souvent en jet d'eau (1), nombreuses dans les 24 heures (6 à 60), abondantes (15 à 400 gr. chacune), jaunes ou vertes (la couleur est sans importance quant au traitement), généralement non fétides ;— ces selles liquides pouvant être toutefois remplacées par des selles différentes, ne comportant pas même d'eau (formes du **choléra sec**) ;

2º Des vomissements inconstants, — totaux, partiels ou nuls ;

3º Un faciès typique (faciès abdominal), donnant au malade, dans ses derniers moments, un aspect inoubliable et pathognomonique : grande excavation des yeux ; paupières immobiles et cyanosées ; œil fixe, agrandi, révulsé vers le haut ; nez et bouche pincés ; ventre en bateau, complètement vidé et déprimé, plissable à volonté ; zones algides (ventre brûlant, mains et pieds froids, front chaud, joues froides, lèvres et nez glacés, etc.).

4º Une marche accélérée, conduisant l'enfant rapidement à la mort (deux à huit jours).

Traitement. — Deux injections sous-cutanées de plasma marin par jour, une le matin, une le soir, de 200 cc. chacune, ceci pendant huit jours consécutifs au minimum. Si tout va bien, injecter ensuite 200 cc. une seule fois par 24 heures pendant huit nouveaux jours consécutifs. Cesser alors le traitement, en se tenant prêt à le reprendre en cas d'alerte.

Chez les enfants tout à fait voisins de la phase extrême (avec mucosités oculaires, œil vitreux, dépression cornéenne, atténuation ou abolition du réflexe cornéen, résolution musculaire, pouls radial difficilement sensible, ralentissement respiratoire), on injectera deux doses de 300 cc. dans les premières 24 heures. Le relèvement une fois obtenu, on redescendra aux doses habituelles de 200 cc.

Dans tous les cas, il sera indispensable de pratiquer deux injections par jour pendant les huit premiers jours, cela quel que soit l'état de prospérité apparent de l'enfant après les premières piqûres. Une interruption ou un ralentissement de traitement sont invariablement suivis d'une rechute grave. L'injection de 200 cc. a une durée d'action d'environ douze heures. Il suffit de ne pas la renouveler pour voir réapparaître, après ce temps, les phénomènes gastro-entéritiques jugulés par le plasma.

Régime. — Le régime à prescrire à l'enfant est de la plus haute importance. Il fait partie intégrante du traitement et doit être suivi à la lettre.

---

(1) Il ne faut pas confondre la selle liquide de l'entérite cholériforme avec d'autres selles aqueuses, propres à certaines diarrhées vulgaires. Les selles des diarrhées vulgaires ne sont liquides que partiellement et s'accompagnent d'une matière plus ou moins importante. Les selles aqueuses de l'entérite cholériforme sont constituées presque exclusivement par de l'eau. La matière qui l'accompagne est à peu près réduite à néant.

L'enfant cholérique, soumis au traitement marin, sera alimenté immédiatement avec le lait. Il recevra par jour, en 6, 7 ou 8 biberons, selon son âge, et cela pendant les 6 ou 8 premiers jours, une ration quotidienne de lait égale au 1/10 du poids de son corps. On ajoutera 20 gr. d'eau pure à chaque biberon.

Par exemple, un nouveau-né du poids de 6 kilogr. recevra 600 gr. de lait par jour, soit 6 biberons de 100 gr. de lait, additionnés de 20 gr. d'eau, ce qui donnera pour chaque biberon 120 gr. de liquide.

Entre tous les biberons de lait, on présentera à l'enfant un biberon d'eau pure, sans sucre, chacun de ces biberons, égal à la moitié du biberon de lait. L'enfant acceptera partie ou totalité de cette eau pure, selon sa soif; il se réglera de lui-même. Ces biberons intercalaires d'eau sont indispensables, l'enfant « mourant de soif ».

Le premier biberon d'eau pure sera donné une heure après la première piqûre; le premier biberon de lait, une heure après le premier biberon d'eau.

Ces biberons seront offerts à la cuiller, au moins le premier jour, l'enfant épuisé n'ayant pas la force de prendre la tétine.

Après six ou huit jours de ce régime, le médecin pourra augmenter la ration de lait et la porter quotidiennement au huitième, puis au septième du poids du corps. La voracité de l'enfant, les indications de la balance, l'amélioration de l'état entéritique seront les guides à consulter.

Nous n'ignorons pas ce que ces indications de régime comportent de nouveau et de contraire aux prescriptions classiques. Elles doivent être suivies rigoureusement. Nous les appliquons journellement dans les cas les plus graves. D'une façon générale, l'injection marine rétablit en moins de deux heures la faculté digestive abolie, et on voit l'enfant tendre les bras de lui-même vers le biberon qu'il rejetait auparavant.

Dans de rares cas (15 0/0 environ), l'intolérance digestive persiste après la première injection, ou réapparait en cours de traitement. L'enfant vomit en jet d'eau, partie ou totalité du biberon d'eau ou de lait qu'on lui donne. Cette intolérance cède généralement à l'injection suivante. Si elle persiste, on nourrira l'enfant pendant douze heures ou vingt-quatre heures au plasma, coupé de moitié son volume d'eau (par exemple, pour l'enfant de 6 kilogrammes : biberon de 80 gr. de plasma additionné de 40 gr. d'eau, en tout 120 gr.) Le plasma est remarquablement accepté, il maintient le poids ; l'enfant ne subit pas la dénutrition qu'occasionne la diète hydrique.

Bains. — Lorsque l'enfant, « avant toute injection », accuse plus de 40°, on le placera pendant 20 minutes dans un bain inférieur de 2°5 à 3° à sa température rectale, de façon à faire tomber celle-ci aux environs de 39°2.

Nous disons : « avant toute injection », parce que lorsque la température s'élève au-dessus de 40° par le fait de l'injection (poussée réactionnelle), il faut s'abstenir de tout bain. La température réactionnelle n'offre jamais de danger. Il n'y a pas à s'en occuper.

Inversement, quand l'enfant se trouve dans la période algide, avec température inférieure à 36°7 et zones corporelles d'algidité (ventre chaud, mains et pieds très froids) on donnera un bain réchauffant, élevé progressivement de 36 à 39°, tant pour élever la température que pour la régulariser.

Question de l'œdème. — Dans 10 0/0 des cas environ, sous l'influence des doses de 400 ou de 600 c.c. par jour, l'enfant fait de l'œdème des mem-

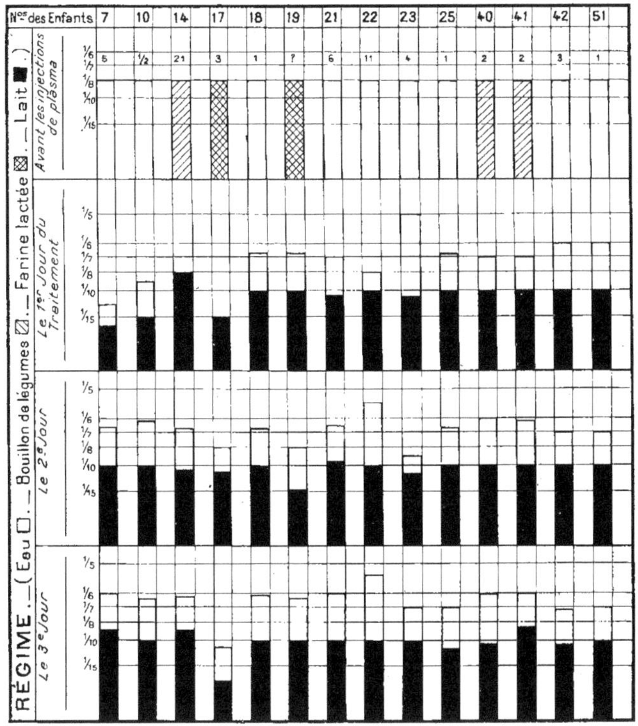

GRAPHIQUE I. — Graphique des régimes réellement acceptés par les enfants, en
lait et en eau, les trois premiers jours du traitement marin. — Enfants précédemment à la
diète hydrique absolue.

bres. Cela est sans inconvénient. Le sujet portant dans ses tissus une
réserve d'eau de mer, on injectera plus faiblement (100 c.c. au lieu de 200 c.c.
par exemple), jusqu'à ce que l'œdème se dissipe.

Quand l'enfant, avant toute injection, présente de l'œdème cachectique,
on injectera aux doses ordinaires. — L'œdème, loin de s'accuser, tend à dis-
paraître avec les injections.

Traitements adjuvants. — Aucun.

Résultats. — L'efficacité de la méthode est telle qu'elle permet de
ramener à la vie des sujets arrivés à la phase extrême. La transformation
s'accomplit généralement en quelques heures. Les signes pré-agoniques ou
agoniques rétrogradent rapidement : les selles diarrhéiques et les vomissements s'atténuent ou cessent dès le premier jour. Le ventre en bateau se
comble, les plis disparaissent. L'augmentation moyenne de poids est de
plus de 300 gr. dans les douze premières heures. Le faciès abdominal fait
place au faciès normal ; l'enfant n'est pas reconnaissable.

Dans quelques cas d'une exceptionnelle gravité, l'état critique peut se prolonger deux ou trois jours : il faut injecter des doses très fortes, surveiller la température, agir avec des bains sur l'hypothermie ou l'hyperthermie, et nourrir au plasma.

Les graphiques ci-contre, établis pour les trois premiers jours du traitement, montrent avec quelle rapidité l'injection de plasma rétablit la faculté digestive abolie.

Le graphique I porte sur les 14 sujets arrivés au dispensaire au régime de la diète hydrique absolue. On voit que le régime lacté a été d'abord accepté dès le premier jour par tous les enfants (soit 100 0/0). Ce régime au 1/10 a été accepté le premier jour par 9 enfants (soit 64 0/0), le deuxième et le troisième par 10 (soit 71 0/0).

Le graphique II porte sur les 21 sujets atteints de vomissements, soit de vomissements totaux (66 0/0 des cas), soit de vomissements partiels (33 0/0). On voit que dès le premier biberon, offert deux heures au plus tard après la première piqûre, les vomissements disparaissent d'une façon complète chez 8 sujets (soit 38 0/0), presque complète chez 10 autres (soit 47 0/0), aux 2/3 ou aux 3/4 chez les trois derniers (14 0/0).

Le deuxième jour les vomissements sont réduits à néant chez 15 enfants (71 0/0), à peu près à rien chez 5 autres (24 0/0), et ne subsistent, d'ailleurs atténués, que chez un seul (5 0/0).

Le troisième jour ils sont inexistants chez 19 enfants (90 0/0), insignifiants chez un autre (5 0/0), présents seulement chez un dernier (5 0/0).

Tous ces résultats obtenus, nous le répétons, en face d'un régime lacté, calculé sur le 1/10e du poids du corps.

Les rechutes, au cours du traitement, sont négligeables.

Le graphique III porte sur les 21 sujets arrivés au dispensaire avec des selles abondantes, liquides, semblables à de l'eau, sans aucune matière. On voit l'amélioration frappante qui se manifeste dès le premier jour. Au cours des deux journées qui suivent, les selles ne conservent un caractère et un nombre inquiétants que chez 5 enfants (24 0/0).

Toutefois nous insisterons sur ce point que les selles aqueuses, ou en partie aqueuses, restent toujours présentes ou possibles. Il faut un minimum de quinze jours d'un traitement régulier pour s'en débarrasser d'une façon à peu près définitive. Une interruption de traitement durant ces quinze jours constitue une faute grave.

Le graphique IV figure l'augmentation pondérale, pendant les trois premiers jours, des 16 enfants injectés au moins de 400 gr. de plasma dans les premières 24 heures, et appartenant à la catégorie des sujets arrivés au dispensaire à la phase extrême. On voit que l'augmentation de poids se produit presque tout entière dans les douze premières heures. De 313 grammes en moyenne au bout de 12 heures, elle n'est en effet que de 426 grammes à la fin de la première journée, de 447 grammes à la fin de la deuxième, de 451 grammes à la fin de la troisième. Cette ascension remarquable du poids dans la première demi-journée, souligne une fois de plus l'instantanéité d'action du traitement.

On ne saurait objecter à cette augmentation pondérale immédiate qu'elle tient à l'eau de mer injectée, qui fait poids. 1o Le poids moyen d'injection dans les douze premières heures n'est que de 260 grammes ; or, l'augmentation pondérale est de 313 grammes, c'est-à-dire supérieure. — 2o Les jours qui suivent, le poids moyen d'injection reste élevé (358 grammes le 2e jour ;

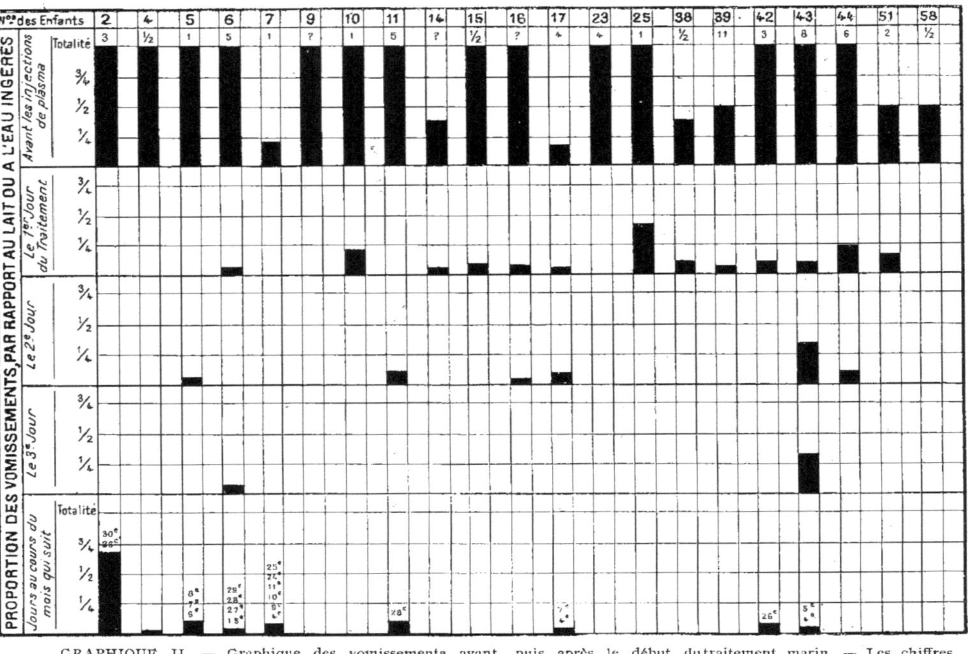

GRAPHIQUE II. — Graphique des vomissements avant, puis après le début du traitement marin. — Les chiffres inscrits au-dessous des n°° d'ordre des enfants indiquent depuis combien de jours les vomissements précédant le traitement existaient. Les chiffres du bas indiquent les jours où les vomissements signalés se produisent.

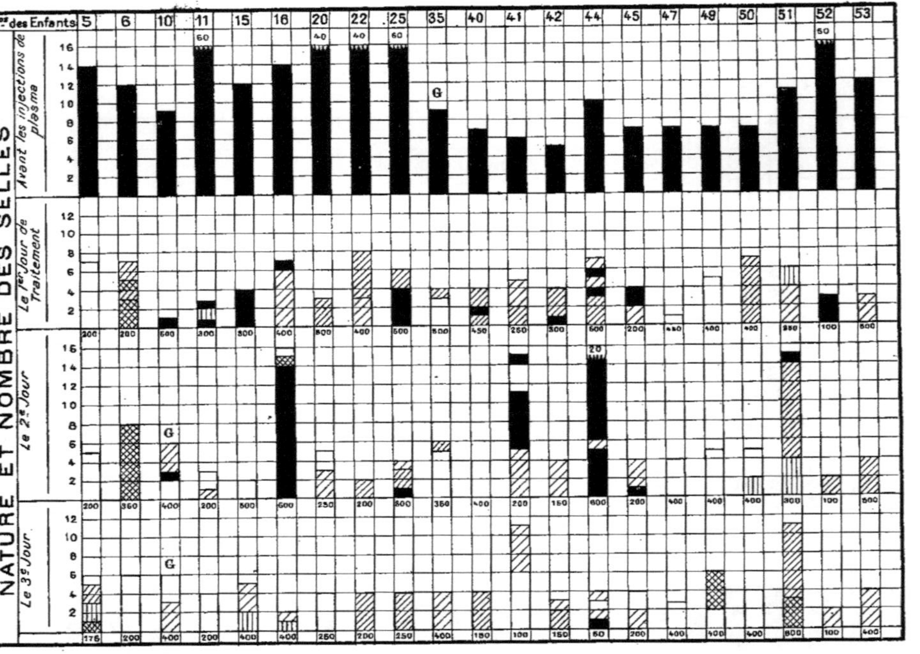

GRAPHIQUE III. — Graphique du nombre et de la nature des selles avant le traitement marin, puis au cours des trois premiers jours. — Les chiffres inscrits au-dessous des nos d'ordre des enfants, indiquent le nombre de selles par 24 heures, au delà de 16 selles. — Les chiffres placés sur trois rangées horizontales donnent, pour chaque jour et chaque enfant, la dose de plasma injectée dans les 24 heures. — La lettre G signifie glaires. — Les noirs figurent les selles complètement en eau, les croisés les selles avec beaucoup d'eau indépendante et un peu de matière, les hachures obliques les selles avec moins d'eau indépendante et plus de matière, les hachures verticales les selles en purée liquide sans eau indépendante, les blancs les selles normales.

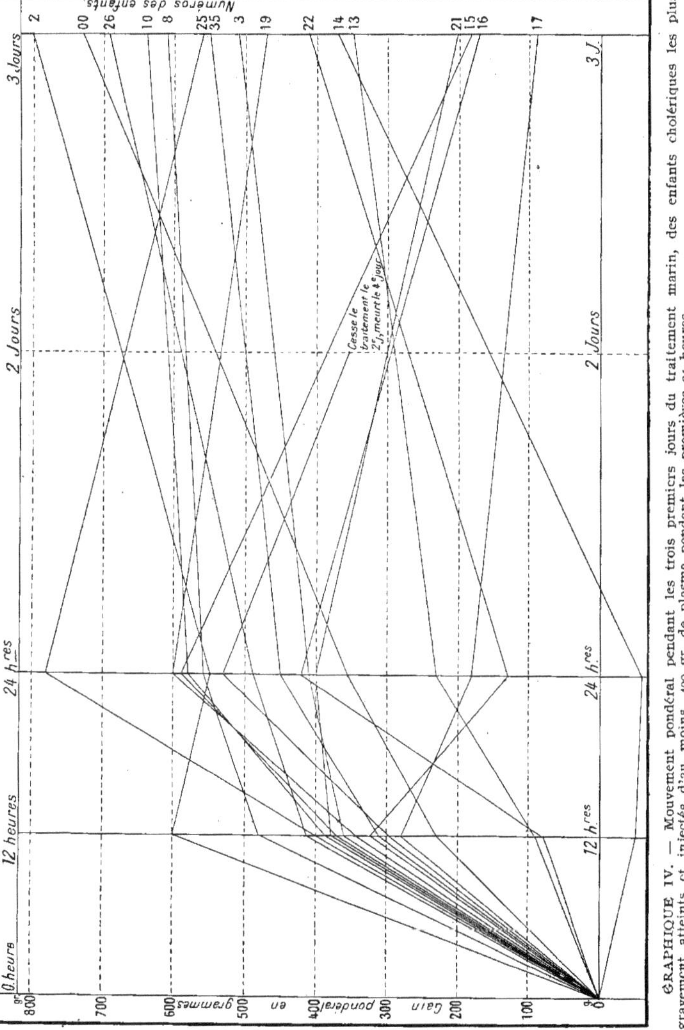

GRAPHIQUE IV. — Mouvement pondéral pendant les trois premiers jours du traitement marin, des enfants cholériques les plus gravement atteints et injectés d'au moins 400 gr. de plasma pendant les premières 24 heures.

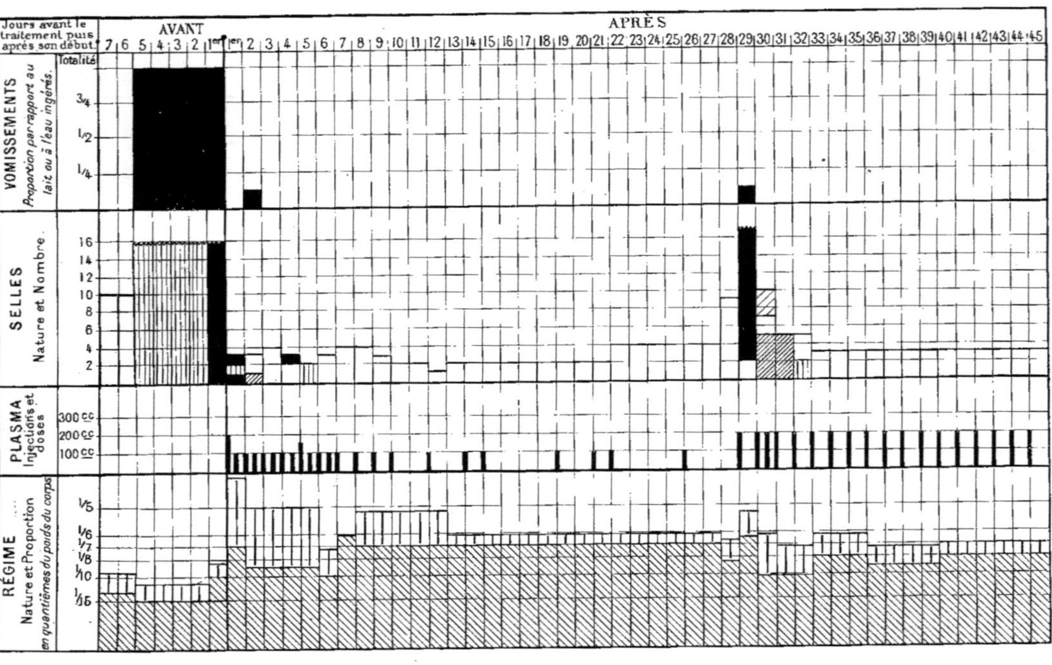

GRAPHIQUE V. — Graphique résumant, quant aux vomissements, aux selles, au plasma injecté et au régime, l'observation de l'enfant n° onze. — Les selles, figurées comme dans le graphique III. — Pour le régime, le lait figuré par les hachures obliques, l'eau par les rectangles coupés en deux par un trait vertical. — On assiste, les 28e et 29e jours, à une rechute déterminée par l'interruption des piqûres.

317 gr. le troisième) ; le poids corporel cependant n'augmente plus. L'organisme parait avoir terminé sa réfection hydrique.

Au delà du 3e jour, le poids fait plateau ou oscille avec des écarts sensibles au-dessus et au-dessous de la ligne de poids du 3e jour. Il n'y a pas à s'inquiéter de cette stagnation ou de ces écarts.

Résultats généraux. — Nos résultats généraux sont les suivants :

Du 1er juin au 30 octobre 1911, nous avons reçu dans nos Dispensaires Marins de Paris (rue de l'Arrivée et rue d'Ouessant) 400 enfants de moins de 2 ans, sur lesquels 59 enfants atteints d'entérite cholériforme à marche foudroyante (1). Sur ces 59 enfants, 3 sont morts immédiatement au dispensaire sans avoir eu le temps d'être traités (2). 6 autres enfants ne nous ont pas été ramenés par les mères, n'ont pas suivi par conséquent la méthode. 5 d'entre eux sont morts et constituent des cas témoins (3).

Restent 50 enfants, dont 30 arrivés à la période presque extrême, préagonique. La mortalité ordinaire sur ces 50 enfants aurait dû être d'environ 45, soit 90 0/0 ; or, elle n'a été que de 8, c'est-à-dire 16 0/0.

La méthode marine semble donc permettre de réduire de 90 0/0 à 16 0/0 la mortalité due à l'entérite cholériforme des nouveau-nés.

Notre mortalité a été identique dans nos deux catégories, l'une comprenant les enfants voisins de la phase extrême (5 morts sur 30 cas), l'autre comprenant les enfants moins gravement atteints (3 morts sur 20 cas).

Technique de l'injection. — L'injection de plasma doit être pratiquée dans la région de l'omoplate, à la température de la pièce pendant les mois très chauds de l'année, à une température supérieure (30 à 35°) lorsque le temps devient froid. (Ne jamais chauffer l'ampoule à cet effet, mais plonger une partie du tube injecteur dans un récipient d'eau chaude, à 45° environ).

L'injection terminée et l'aiguille retirée, obturer le trou formé dans la peau avec un tampon d'ouate imbibé de collodion. La tension du liquide injecté dans les tissus ferait ressortir partiellement celui-ci, si cette précaution n'était pas prise.

CHAPITRE III

Entérites vulgaires

Nous comprenons sous l'appellation de diarrhées vulgaires l'ensemble des affections caractérisées par des selles non complètement liquides, comportant de la matière, avec ou sans eau indépendante, expulsées ou non en jet d'eau, fétides, plus ou moins nombreuses et abondantes, glaireuses ou non, membraneuses ou non, et pouvant s'accompagner d'un état d'athrepsie plus ou moins marqué. Les vomissements sont inconstants, — importants, légers ou nuls.

---

(1) En réalité 62. Mais 3 s'excluent de nos statistiques, le 1er comme mort d'une affection intercurrente (broncho-pneumonie) en pleine amélioration de son entérite cholériforme, les 2 autres comme n'ayant reçu qu'une et trois piqûres, et ayant disparu sans qu'il ait été possible de les enquêter (adresse fausse).

(2) Les 3 enfants, morts vingt minutes, deux heures, quatre heures après leur arrivée au dispensaire, ont bien été injectés, mais n'ont pas été réellement traités ; l'eau de mer n'a pas eu le temps de se répandre dans l'organisme. Il faudrait dans ces cas extrêmes où le pouls radial et même le pouls carotidien ne sont pas sensibles, injecter intra-veineusement ; le plasma injecté sous la peau y demeure non absorbé.

(3) L'enfant ayant survécu avait reçu en trois jours 7 piqûres de 200 à 300 cc.

Traitement pour ces différentes sortes d'entérites.— 3 premières injections de 30 cc., à raison de 2 ou de 3 injections par semaine; puis injections de 50 cc. aux mêmes intervalles. Si les doses de 50 cc. sont inefficaces, monter rapidement à 100 et au besoin à 200 cc.

Le traitement ne doit pas comprendre moins de quinze piqûres, même si l'amélioration ou l'apparence de la guérison suit la première injection. Il doit être prolongé au-delà de quinze piqûres si l'affection est rebelle, et plusieurs mois s'il s'agit d'un cas d'athrepsie ou de déchéance organique profonde.

Dans les entérites vulgaires à forme sèche (constipation), les premières doses devront toujours être faibles. La constipation offre ce caractère particulier qu'une dose forte est susceptible de l'aggraver, il faut donc toujours commencer par quelques piqûres de 10 c.c. (3 ou 6) et ne monter aux doses plus hautes (30, 50, 100 c.c.) que si les doses faibles n'agissent pas. Aussitôt qu'on possède la dose active, il faut s'y tenir, et ne monter que si elle devient inefficace à la longue.

Quand la constipation porte sur un athrepsique dont l'état général est très bas, il convient de remonter en premier lieu l'état et d'agir par conséquent avec des doses plus fortes.

Dans les cas très graves, pré-agoniques, consécutifs à une diarrhée vulgaire, on agira aux doses de 200, 400, au besoin 600 cc. par jour, en deux injections, espacées d'environ 12 heures. — Régime lacté immédiat au 1/10, puis rapidement au 1/8, au 1/7, au 1/6. Alimentation au plasma, s'il y a lieu. — Revenir aux doses de 100 cc., 50 cc. et même 30 cc. trois fois par semaine, aussitôt que l'état critique sera remonté.

Fréquemment, surtout pendant l'été, l'entérite cholériforme se greffe brusquement sur l'entérite vulgaire. On agira alors sans retard comme il a été indiqué au chapitre II.

Réaction initiale. — Les premières injections peuvent déterminer chez l'enfant dans les 12 heures qui suivent la piqûre une réaction parfois très vive, avec agitation, fièvre, perte d'appétit, etc. Loin de s'inquiéter de cette réaction, il faut s'en féliciter : elle est d'un excellent augure et prouve que la dose active est atteinte. On pourra néanmoins diminuer la dose pour l'injection suivante : 20 cc. au lieu de 30 cc. par exemple, en se tenant prêt à remonter aux doses de 30 c.c. et à passer au besoin à celles de 50 c.c. et 100 c.c.

Régime. — Régime immédiat dès la première heure qui suit la première injection : calculé en lait pur sur le 1/8 du poids du corps, avec addition, à chaque biberon de 10 grammes d'eau pure, sans sucre. Dès que les phénomènes gastro-entéritiques sont atténués et que l'enfant devient vorace, porter le régime au 1/7, puis au 1/6 et au 1/5 s'il y a lieu. Chez les nourrissons très jeunes ou extraordinairement amaigris, ce régime du 1/5 permet seul, dans certains cas, l'augmentation du poids.

Se méfier toujours du biberon, dont les indications de capacité sont le plus souvent fausses et trop faibles.

A partir de 6 ou 8 mois, une bouillie; — de 8 ou 10 mois, deux bouillies. A partir de 14 mois, quatre seuls repas par jour, dont trois en bouillies. A partir de 16 à 18 mois, purées et bientôt après, pâtes, œufs, poisson, viande blanche, etc.

Traitements adjuvants. — Aucun, et en particulier, ni lavages d'estomac, ni lavages d'intestins.

Résultats. — De même ordre que dans l'entérite cholériforme. Même action sur les différents symptômes. Suppression des vomissements souvent dès le premier biberon qui suit la première piqûre. Amélioration plus lente des selles.

Quand les vomissements subsistent atténués, il n'y a pas lieu de s'en inquiéter ni de diminuer le régime. L'enfant s'élève normalement.— De même, les selles peuvent rester anormales pendant un certain temps sans que la croissance en souffre. Ne pas toucher encore au régime.

Résultats à longue échéance dans l'athrepsie et l'atrophie. — Les injections de plasma marin permettent de remonter, dans 80 0/0 des cas environ, les états de déchéance organique profonde (atrophie, athrepsie). Les quelques planches photographiques jointes à ce travail, montrent la transformation que la méthode marine permet d'obtenir sur des sujets arrivés à un stade avancé du marasme.

Le traitement demande toutefois, pour être bien conduit, quelques indications particulières. Il faut bien savoir que si l'amélioration sur l'état gastrique est généralement très rapide (suppression immédiate des vomissements malgré un régime lacté intensif), elle est plus lente à se manifester pour les selles, et plus lente encore pour l'état général.

L'athrepsie grave ne cède qu'à un traitement marin prolongé, pouvant atteindre six mois et plus. Sans doute, une modification presque instantanée se produit ; le poids, stationnaire depuis des semaines ou des mois, monte brusquement, dès la deuxième semaine du traitement. Mais un arrêt prématuré des piqûres, même en pleine amélioration, serait suivi de stagnation. Il est indispensable d'appliquer longtemps la méthode. On assiste alors à une transformation impressionnante du malade, dont témoignent les documents photographiques qui suivent. L'enfant, chargé de tares organiques, héréditaires, entravé dans son développement depuis des mois ou des semestres, condamné à la mort ou tout au plus à une vie misérable et déchue, modifie peu à peu son faciès, dépouille le premier être, comble lentement son retard, au point qu'au bout de quelque temps il domine par la taille, par le poids, par l'aspect, l'enfant normal de son âge. Une expérience de quatre ans nous permet d'ajouter que cette modification est durable.

Mais ces résultats ne sauraient être obtenus, nous le répétons une dernière fois : 1º qu'en maintenant longtemps le traitement, 2º qu'en nourrissant suffisamment les enfants, 3º qu'en ne se laissant pas inciter à réduire le régime, lors des troubles gastro-intestinaux légers qui peuvent se produire.

En cas d'entérite cholériforme se greffant sur l'athrepsie, réduire au contraire le régime au 1/10, sans retard.

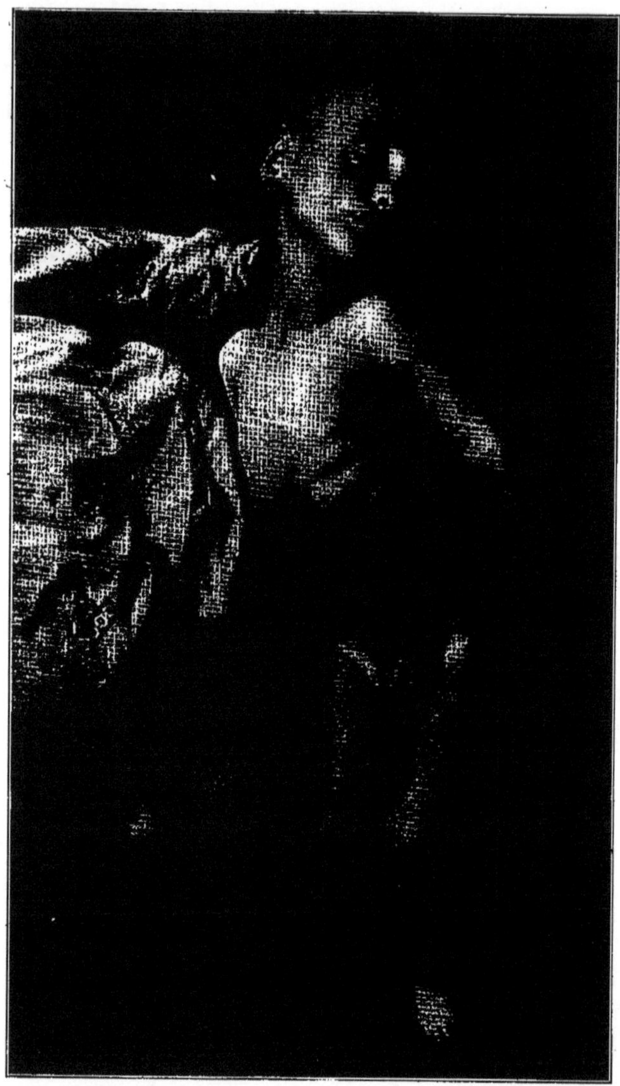

Entérite cholériforme. Phase extrême. Résolution musculaire. Ventre plissable. Faciès abdominal. Température rectale 39°7. — Age 9 mois 24 jours. Poids 4 k. 900 (c.-à-d. le poids de l'enfant normal de 2 mois). Taille 68 c. 7, c.-à-d. normale à un centimètre près. — *Première photographie.*

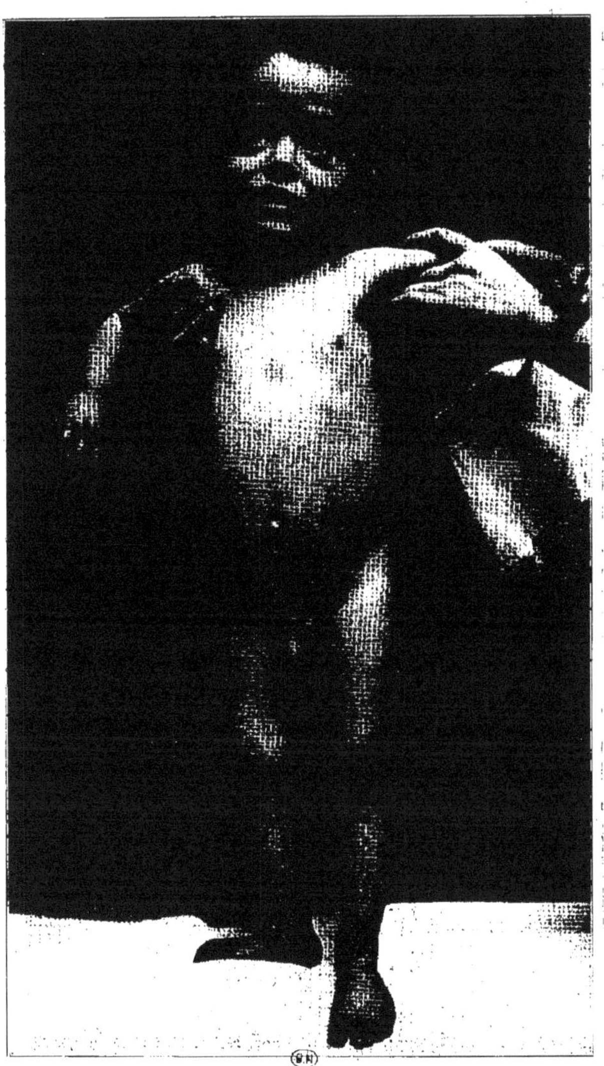

Injections de plasma : 500 cc. par jour (en deux fois) pendant dix jours consécutifs, 200 cc. par jour ensuite pendant dix nouveaux jours.

Régime immédiat au 1/10, — au 1/8 dès le 4ᵉ jour. Selles normales dès le 7ᵉ jour. Pas de rechute. Augmentation de 400 gr. dans les premières 24 heures.

Seconde photographie. — Même enfant que le précédent.

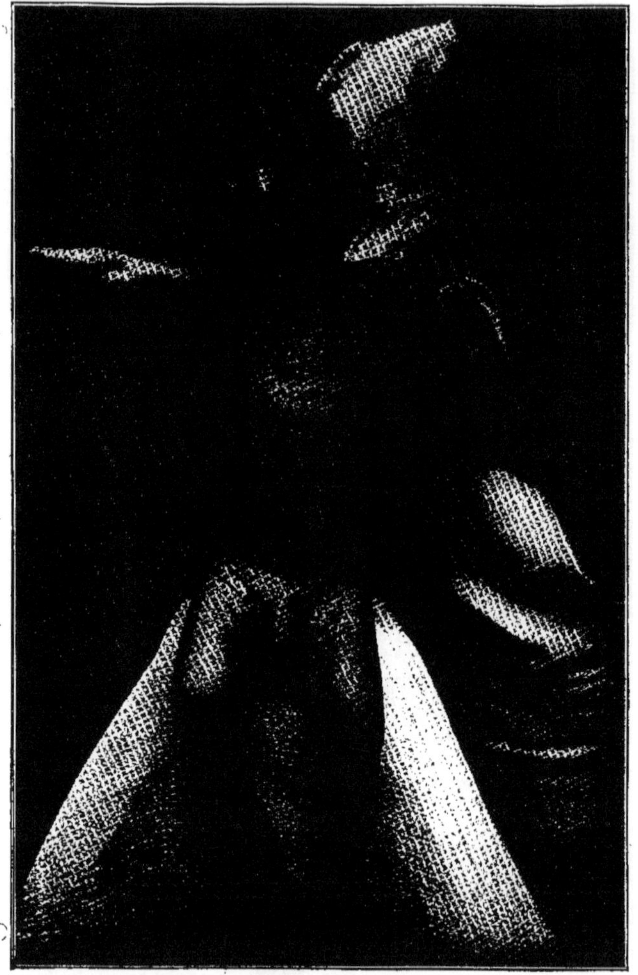

Athrepsique. — Né à terme. Élevé au biberón, régime bien réglé au 1/6. Sept à huit selles diarrhéiques par jour depuis la naissance.

Première photographie. — 3 août 1909. — Age 3 mois 3 jours. Poids 3 k. 350 (c.-à-d. le poids de l'enfant normal de 10 jours). Taille 54 c. 7 (c.-à-d. la taille de l'enfant normal de 1 mois).

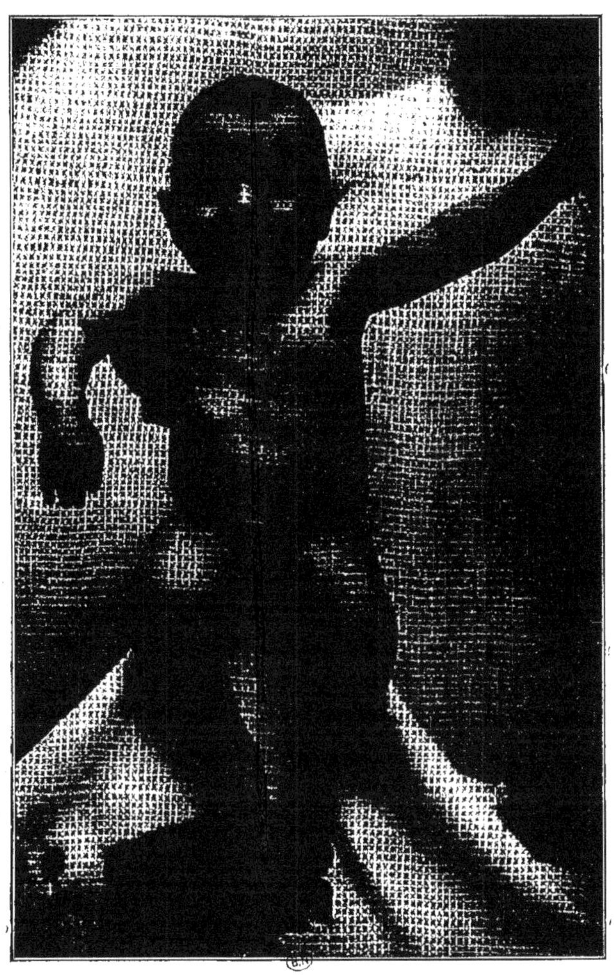

Injections de plasma. — 30 cc. trois fois par semaine pendant trois mois, deux fois par semaine pendant les deux mois suivants.

Régime. — Identique, 1/6, — puis 1/7 vers le troisième mois.

Gain. — 450 gr. le 1er mois, 700 le 2e, 400 le 3e, 300 le 5e, 860 le 5e.

Selles normales dès la 12e piqûre.

Seconde photographie. — 16 avril 1910. — Age 11 mois 16 jours. Poids 7 k. 800, supérieur de 200 gr. à ce qu'il devrait être pour la taille (66 c. 5).

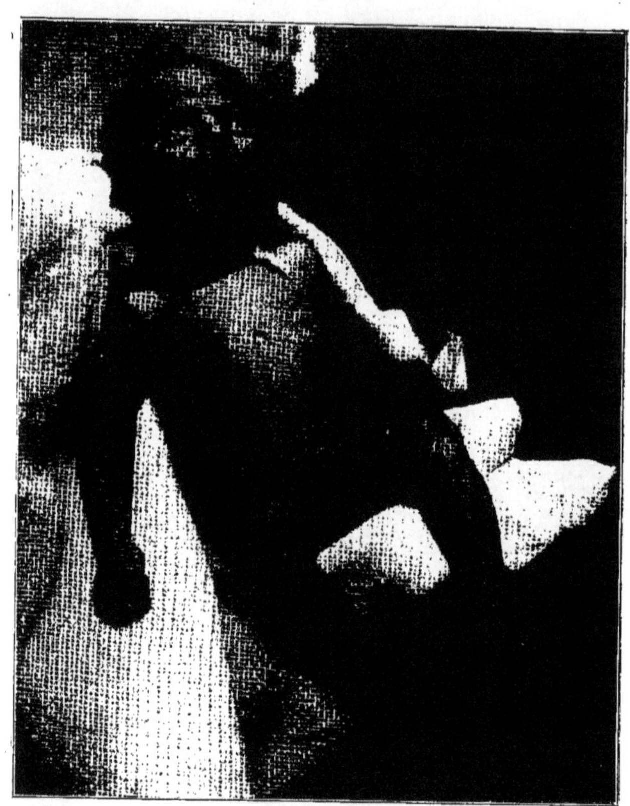

Athrepsique. — Né à 7 mois, pesant 2 k. 500. Elevé 8 jours au sein, au biberon ensuite. Vomissements depuis un mois. Muguet depuis trois semaines. Diarrhée vulgaire depuis quinze jours (huit selles par 24 heures, avec glaires). Vorace. Nourri au 1/4 de son poids. Poids stationnaire malgré le régime élevé.

Première photographie. — 25 août 1908. — Age 3 mois 16 jours. Poids 2 k. 950. Taille 55 c.

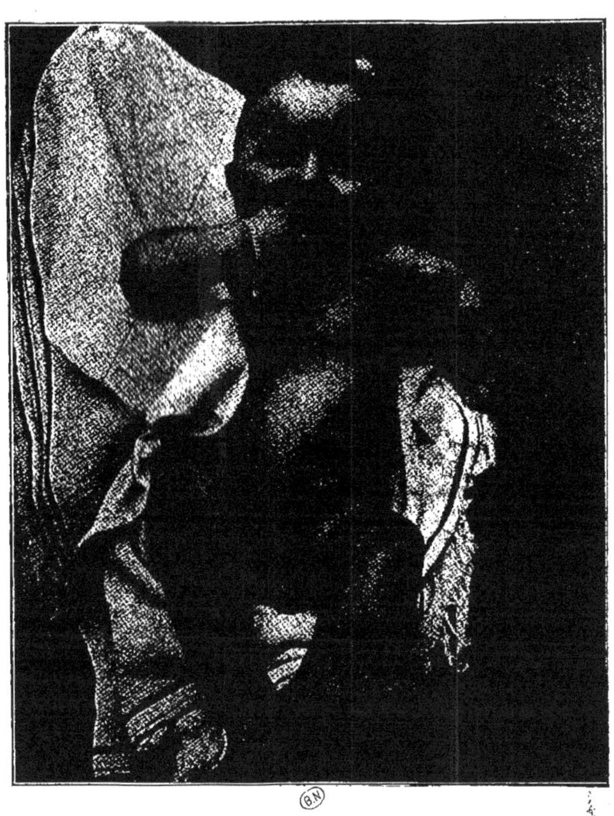

Injections de plasma. — 30, puis 50 cc. trois fois par semaine pendant six mois.

Régime. — D'abord identique, 1/4 du poids.

Arrêt des vomissements dès le premier biberon qui suit la première piqûre. Gain pondéral de 900 grammes en 16 jours.

L'expérience étant faite, le régime est abaissé au 1/8. Le poids devient aussitôt stationnaire. Il remonte avec la reprise du régime intermédiaire entre le 1/5 et le 1/6.

Seconde photographie. — 25 mars 1909. — Âge 10 mois 16 jours. Poids 7 k. 950, supérieur de 600 gr. à ce qu'il devrait être pour la taille (65 c. 5).

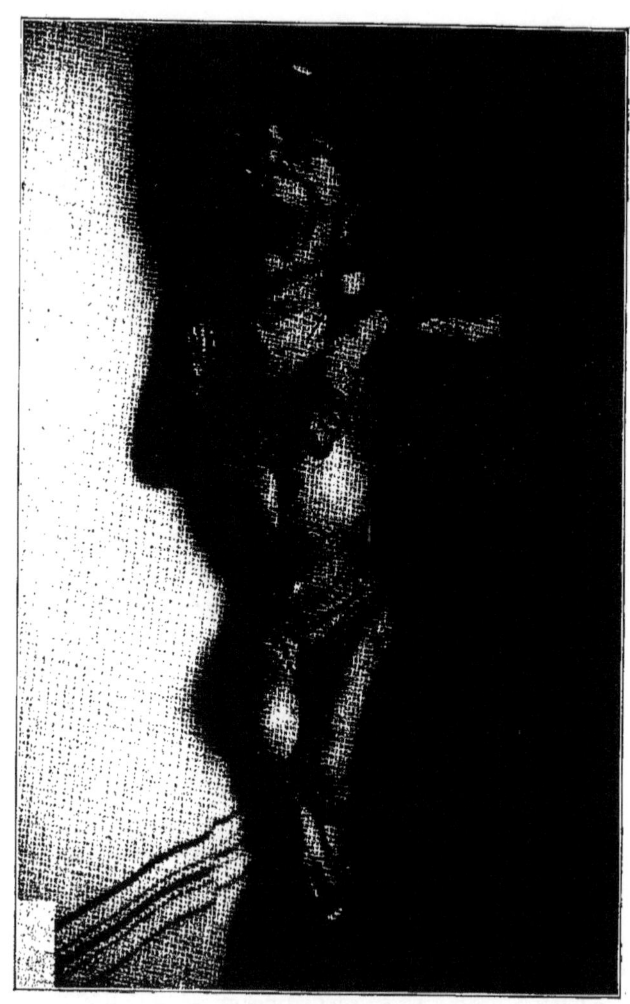

Athrepsique. — Né à terme, pesant 3 k. 700. Élevé au sein, tétées bien réglées. Appétit nul. Quelques vomissements.

Constipation opiniâtre. Selles glaireuses.

État à l'arrivée. — 17 octobre. — Age 1 mois 18 jours. Poids 2 k. 580, en chute de 1 k. 100 sur le poids de naissance. Taille 51 c. Muguet depuis quelques jours.

Première photographie. — Prise seulement le 9 novembre, l'enfant ayant déjà regagné 400 gr. en 22 jours de traitement.

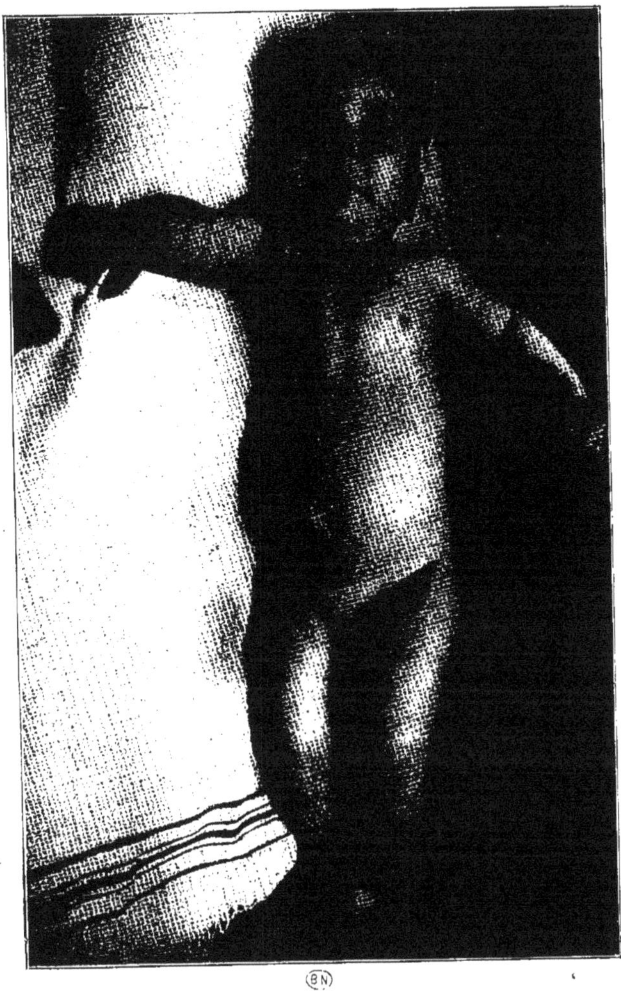

Injections de plasma. — 30 cc. trois fois par semaine pendant deux mois.
Régime. — Sein, comme précédemment.
Gain. — 490 gr. le 1ᵉʳ mois, 600 gr. le 2ᵉ, 3 k. 530 au cours des quatre mois suivants.
Seconde photographie. — 8 avril. — Age 7 mois 10 jours. Poids 7 k. 260, supérieur
de 1 k. 200 à ce qu'il devrait être pour la taille (62 c.).

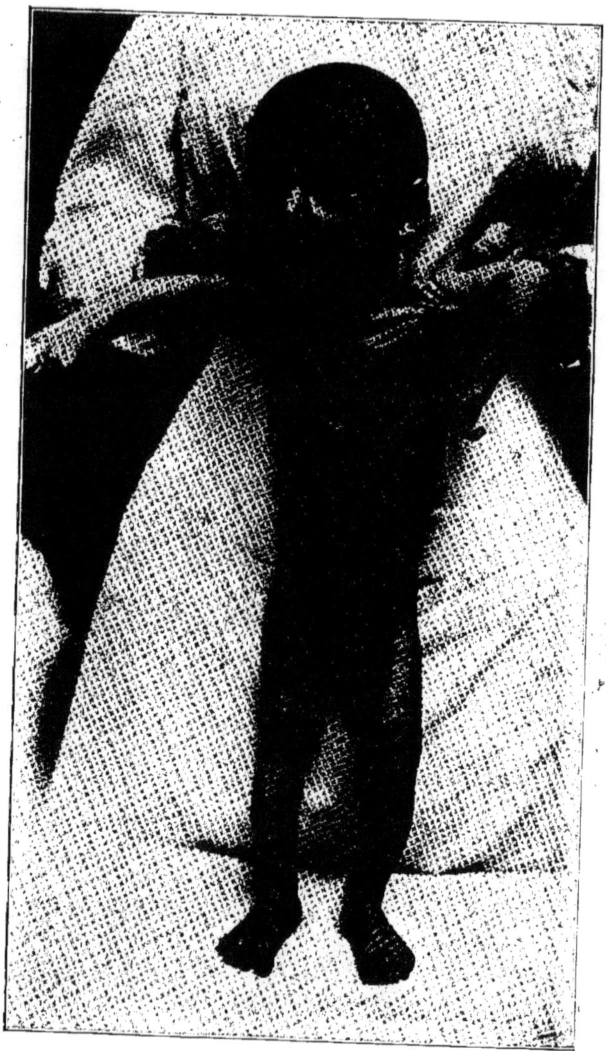

Athrepsique. — Né à terme, pesant 3 k. 300. Élevé au sein. Vorace. 7 tétées d'environ 120 gr. donnant un régime du 1/5.

Constipation depuis la naissance, avec selles glaireuses, très fétides.

Première photographie. — 1ᵉʳ juillet 1911. — 4 mois 17 jours. Poids 3 k. 700 (c.-à-d. poids de l'enfant normal de 17 jours). Taille 59 c. 5 (c.-à-d. taille de l'enfant normal de 2 mois 20 jours).

Chevauchement des sutures.

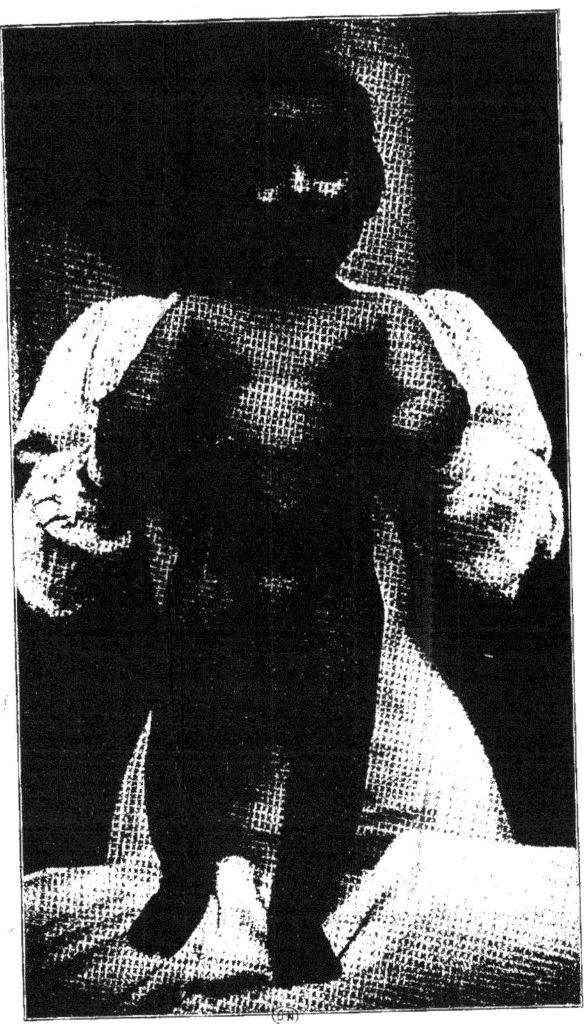

Injections de plasma. — 10, 30, 50, puis 30 cc., trois fois par semaine pendant deux mois.

Régime. — D'abord identique, additionné au 10ᵉ jour de 140 gr. de lait, au 30ᵉ de 280.

Gain. — 550 gr. le 1ᵉʳ mois, 700 le 2ᵉ, 500 à 700 les suivants.

Disparition de la constipation le 15ᵉ jour. Selles normales.

Seconde photographie. — 20 avril 1912. — 14 mois 8 jours. Poids 9 k. 050, égal à ce qu'il doit être normalement pour la taille (73 c.).

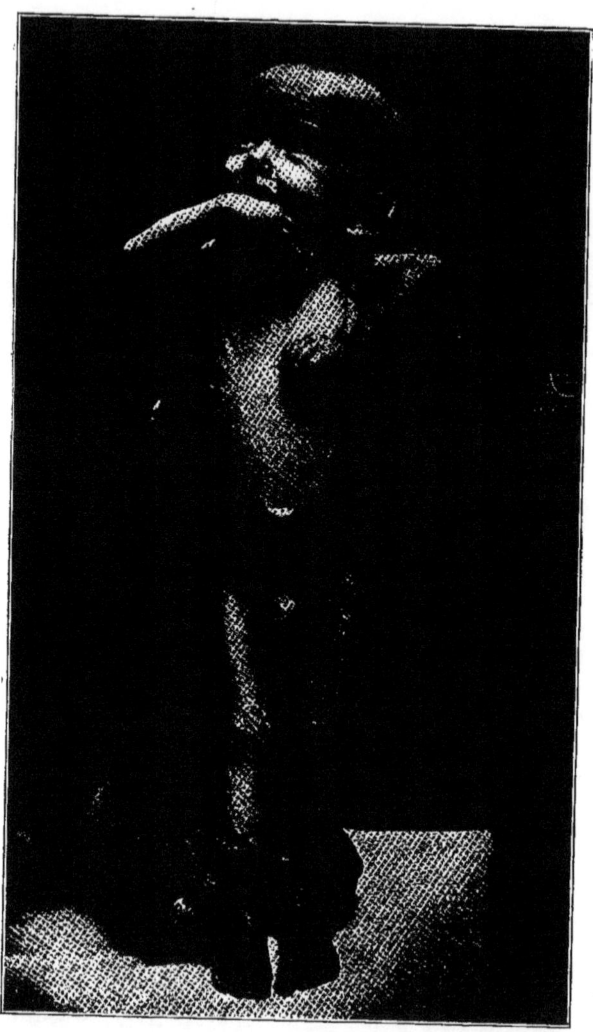

Atrophique. — Né à 8 mois. Elevé au sein pendant 4 mois, au sein et au biberon ensuite, puis aux bouillies. Pas vorace.

Tares crâniennes. Suture frontale en carène, sutures fronto-pariétales saillantes. Forte ectasie pariétale.

Première photographie. — Le 11 septembre 1911, à 11 mois 8 jours, pèse le poids d'un enfant normal de 1 mois 22 jours, c.-à-d. 4 k. 650 ; — mesure la taille d'un enfant normal de 6 mois, c.-à-d. 66 c.

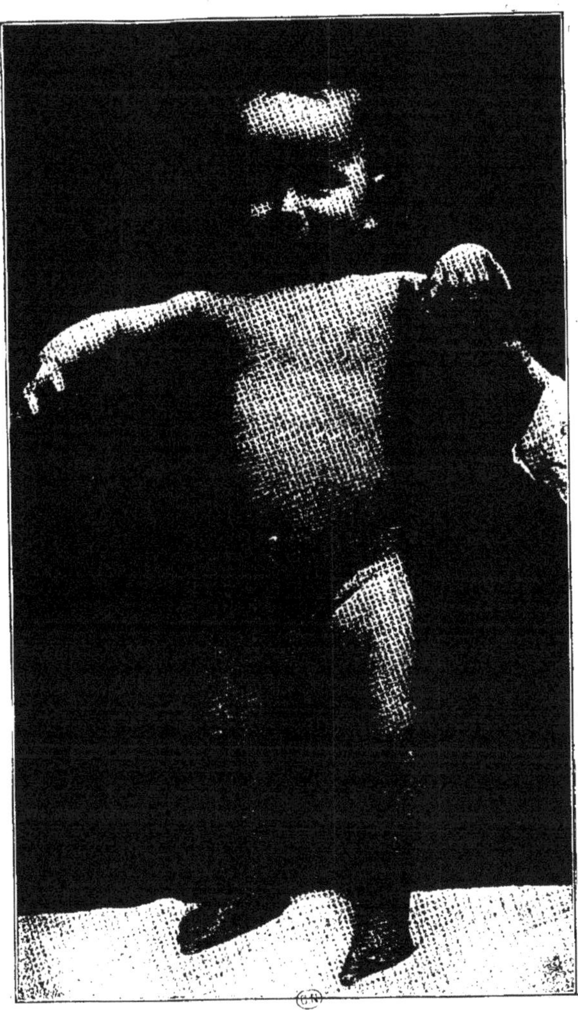

Injections de plasma. — 30 cc. deux fois par semaine pendant cinq mois.
Régime. — Trois tétées + trois biberons de 100 gr. les 15 premiers jours, de 140 gr. ensuite, etc.
Gain. — 970 gr. le 1ᵉʳ mois, 890 le 2ᵉ, 790 le 3ᵉ, 1 k. 440 le 4ᵉ, 1 k. 060 le 5ᵉ, 1 k. 450 le 6ᵉ.
Seconde photographie. — 4 mai 1912. — Age 19 mois 1 jour. Poids 10 k. 950, supérieur de 200 gr. au poids normal pour l'âge. Taille 77 c. 5, inférieure seulement de 1 c. 5 à la taille normale pour l'âge.

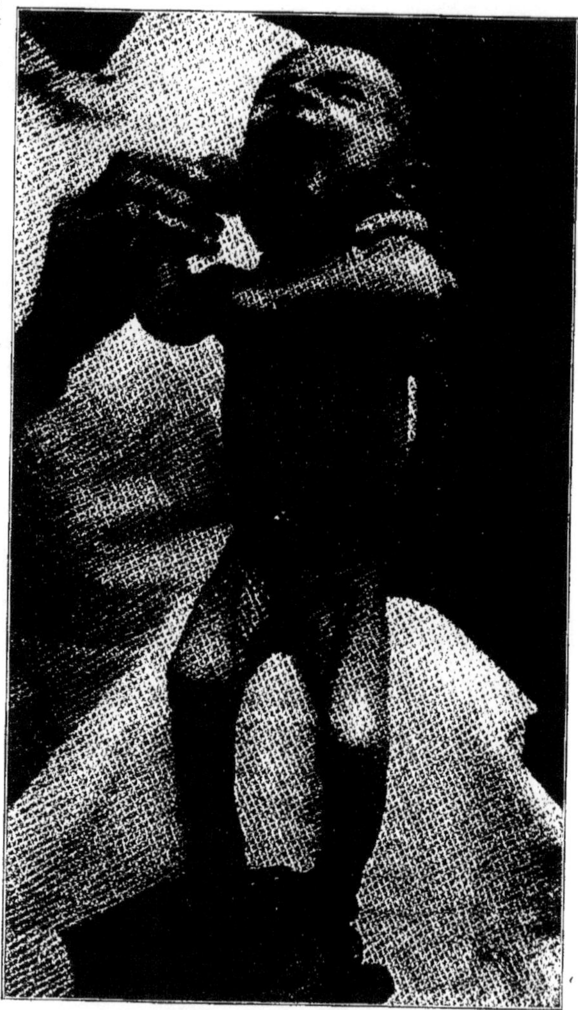

Athrepsique, née à 8 mois 1/2, pesant 2 k. 500.
Première photographie. — 24 mars 1910. — Age 26 jours ; poids : 2 k. 480 ; taille 48 c. 5.
— Elevée au sein, tétées bien réglées. — Constipation depuis la naissance. Suppositoires.
Selles vertes, avec glaires et membranes, parfois sanguinolentes.

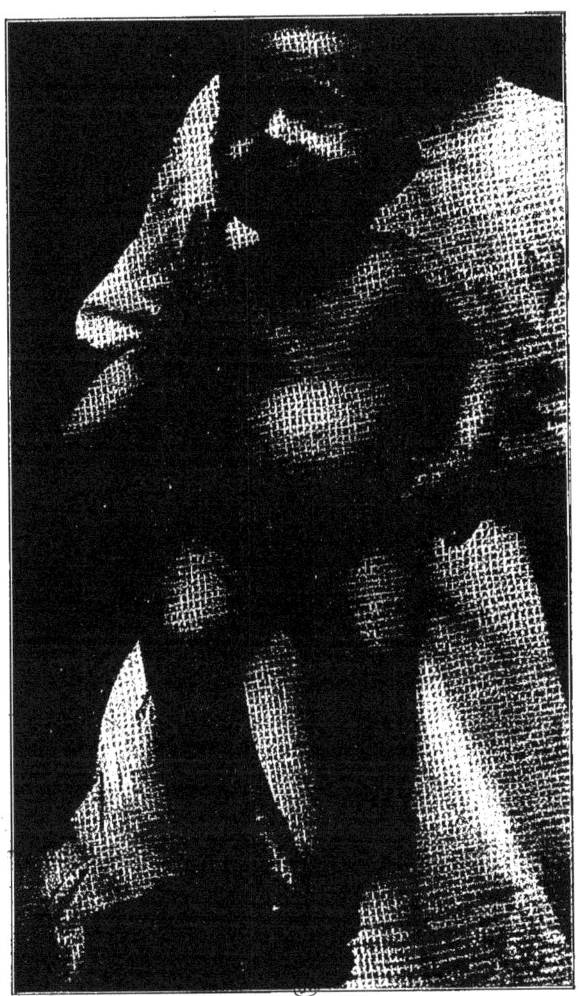

Injections de plasma. — 30 cc. puis 50 cc. trois fois par semaine les sept premiers mois.
Régime. — 8 tétées + 8 biberons de 40 gr. (1ʳʳ mois), 50 gr. (2ᵉ mois), 70 gr. (3ᵉ mois).
Disparition de la constipation le 15ᵉ jour, de presque toutes les glaires et peaux le 30ᵉ.
Gain. — 440 gr. le 1ᵉʳ mois, 380 le 2ᵉ, 380 le 3ᵉ, 910 le 4ᵉ, 510 le 5ᵉ, 800 le 6ᵉ.
Seconde photographie. — 15 octobre 1910. — 7 mois 19 jours ; poids 6 k. 300, taille
62 c. 7. — Pèsera 9 k. 800 et mesurera 76 c. à 18 mois, valeurs normales pour l'âge.

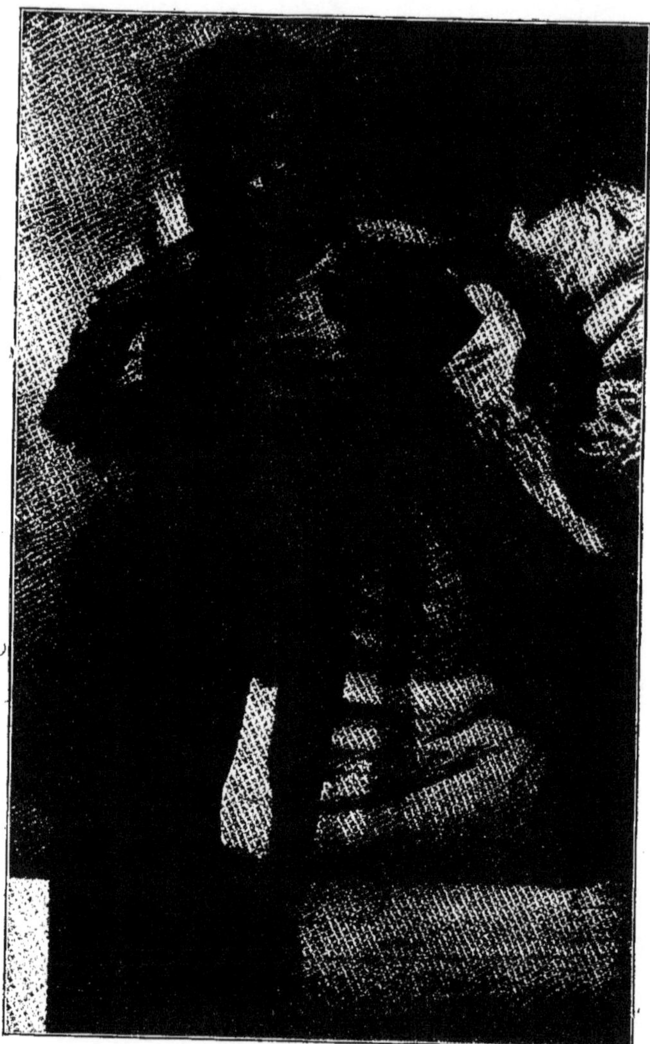

Athrepsique. — Né à terme, pesant 3 k. 500. Mère albuminurique. Sein pendant un mois et demi. Biberon ensuite. Pas vorace.

Depuis la naissance, selles tantôt mastic, tantôt à demi-liquides, glaireuses et sanguinolentes.

Première photographie. — 17 août 1911. — Age 4 mois 20 jours. Poids 4 k. 200 (c.-à-d. poids de l'enfant normal de 1 mois 3 jours). Taille 62 c. 5, normale pour l'âge.

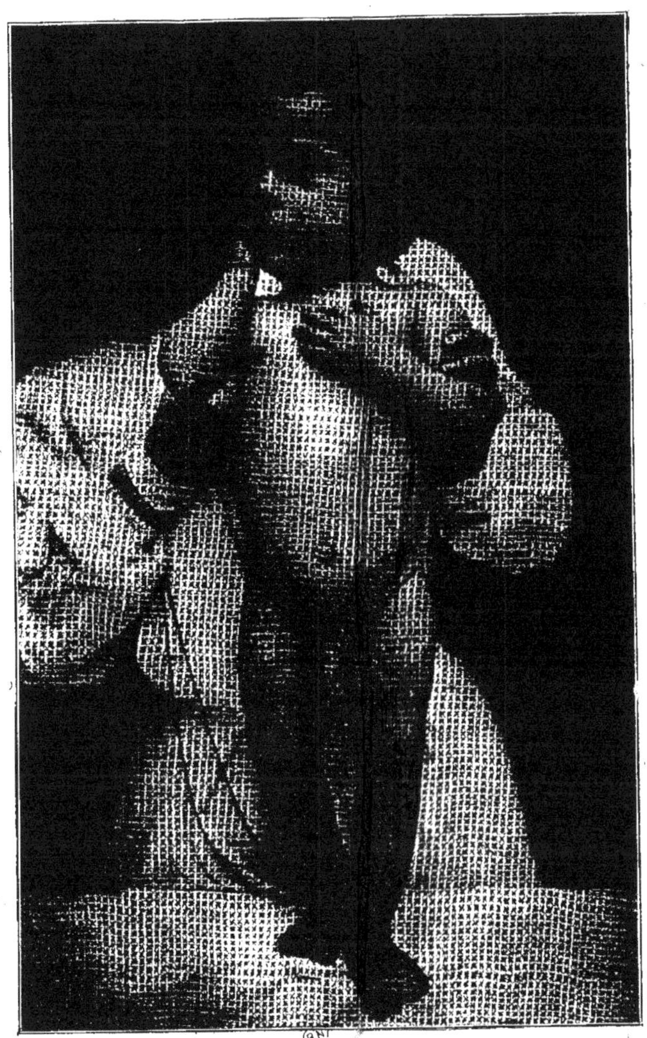

Injections de plasma. — 30 cc. (parfois 100 cc.) trois fois par semaine pendant huit mois.

Régime. — 1/8 au 1/6 le 1er mois, 1/5 les trois mois suivants, puis 1/6.

Poids. — Perte de 200 gr. le 1er mois, gains mensuels de 500 gr. en moyenne, les mois suivants.

Seconde photographie. — 13 avril 1912. — 1 an 23 jours. Poids 7 k. 100, inférieur encore de 1 kilogr. à ce qu'il devrait être pour la taille (69 c.).

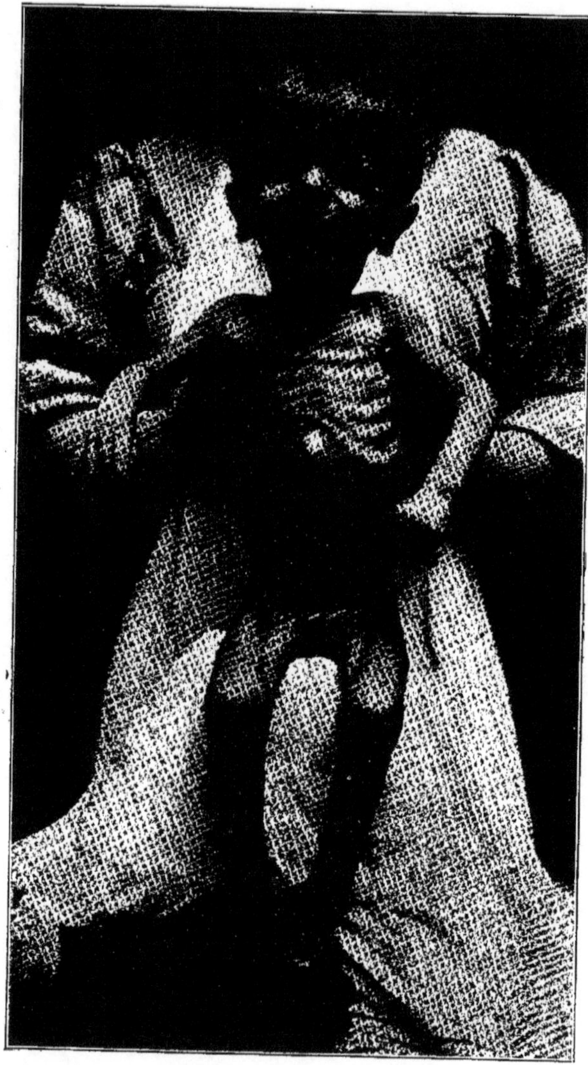

Atrophique. — Jumelle, née à 8 mois, pesant 1 k. 250. Elevée au sein pendant trois mois, puis au biberon. (Huit grossesses antérieures, dont six fausses couches).
Première photographie. — 21 décembre 1910. — Age 16 mois 4 jours. Poids 3 k. 950 (c'est-à-dire le poids de l'enfant normale de 1 mois 6 jours). Taille 63 c. (c'est-à-dire la taille de l'enfant normale de 5 mois). Pas de dents.
Tares crâniennes. Grand transverse excédant de 37 m/m le bizygomatique (au lieu de 22 m/m). Teint jaune citron.
Vomissements. Diarrhée vulgaire.

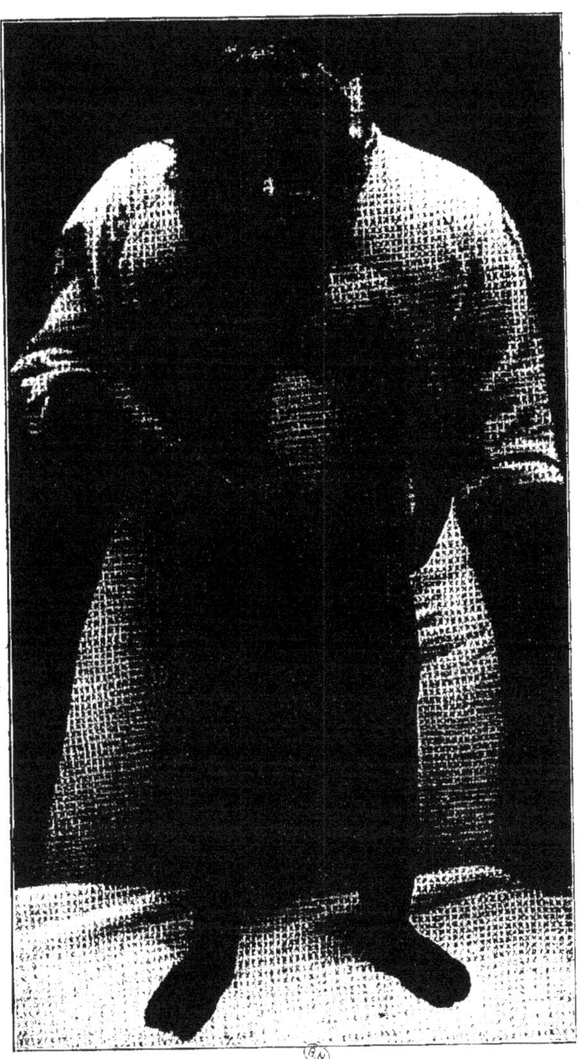

Injections de plasma. — 30 gr. trois fois par semaine pendant trois mois, 75 gr. deux fois par semaine pendant les deux mois suivants.

Régime. — 1/8, 1/7, 1/6, avec bouillies.

Suppression immédiate des vomissements. Selles normales le 15ᵉ jour.

Seconde photographie. — 14 février 1912. — Age 2 ans 1/2. Poids 9 k. 400. Taille 77 c.

1912

—

Imprimerie KOLBAK & BRENNER
25, 27, 29, Passage du Grand-Cerf
PARIS